Marie-Claude Boiteux

CUTIS LAXA : historia de una enfermedad rara

Marie-Claude Boiteux

CUTIS LAXA : historia de una enfermedad rara

Testimonio de los pacientes

JustFiction Edition

Imprint

Cover image: Que ha proveído el autor

Publisher:
JustFiction! Edition
is a trademark of
International Book Market Service Ltd., member of OmniScriptum Publishing Group
17 Meldrum Street, Beau Bassin 71504, Mauritius
Printed at: see last page
ISBN: 978-620-0-49367-5

CUTIS LAXA (CL) - ¿ Qué es ?

Cutis Laxa (en latino " piel relajada ") es una enfermedad genética rara cuyo principal síntoma visible es una piel arrugada y relajada; las fibras elásticas del conjunto del cuerpo siendo degradados, incluso te ausentas. Los niños que lo padecen tienen un aspecto muy viejo. Toca tanto a los hombres que las mujeres y su frecuencia es mal conocida. Sin embargo, la profesión médica estima por menos de 1000 el número de casos en el mundo entero.

La enfermedad es identificable, previamente, por esta característica de piel relajada.

No obstante, existe más de una decena de formas diferentes según las ofensas internas (cardiovasculares, digestivas, respiratorias, genitales y ligamentosas) y la edad a la cual el CL se declara. Sólo una prueba genética y\o una biopsia permiten confirmar el diagnóstico.

CUTIS LAXA (CL) – diferentes formas, síntomas y genes involucrados

La determinación de la forma precisa sólo puede hacerse en función de la historia familiar y de los síntomas presentes en el paciente. La consulta de un genetista y una biopsia se aconsejan vivamente para confirmar el diagnóstico..

Cutis Laxa Autosomale Dominante (ADCL)

ADCL1

En algunos pacientes sólo existe el síntoma de la piel relajada. Sin embargo, también puede presentar características faciales específicas (nariz, ojos), así como problemas cardiovasculares y pulmonares (aneurisma aórtico, enfisema). ADCL1 es el resultado de mutaciones en el gen de elastina (ELN).

ADCL2

En algunos pacientes sólo existe el síntoma de la piel relajada. Sin embargo, también puede presentar características faciales específicas, así como problemas cardiovasculares y pulmonares (aneurisma aórtico, enfisema). ADCL2 es el resultado de mutaciones en el gen FBLN5.

ADCL3

Se caracteriza por una piel laxa, asociada con trastornos neurológicos y esqueléticos, problemas oculares y retraso del crecimiento intrauterino. ADCL3 es el resultado de mutaciones en el gen ALDH18A1.

Cutis Laxa Autosomale Recessive (ARCL)

La ARCL se divide en varios subtipos, basados en los síntomas específicos y en el gen que causa la enfermedad:

ARCL1A

Se caracteriza por una piel laxa, hernias y afectación pulmonar como enfisema que suele ocurrir en la más tierna infancia. A pesar de ello, existe un enorme grado de variabilidad en la edad de aparición de estos síntomas incluso en el seno de la misma familia. La ARCL1A es debida a mutaciones en el gen FBLN5.

ARCL1B

Se caracteriza por una piel laxa asociada a síntomas que implican otros órganos sobre todo al sistema cardiovascular (problemas arteriales como tortuosidad, aneurismas, estenosis), al sistema muscoloesquelético (laxitud articular, dedos largos y finos, hernias y fragilidad ósea) y algunas características morfológicas que afectan a la cara y la cabeza (mentón pequeño, paladar elevado, aumento del espacio entre los ojos). La ARCL1B puede ser muy severa con una esperanza de vida muy reducida después del nacimiento, pero también puede limitarse a los vasos sanguíneos y a las características faciales mencionadas anteriormente. La ARCL1B se debe a mutaciones en el gen FBLN4 (EFEMP2)

ARCL1C

Se caracteriza por una piel laxa asociada a problemas pulmonares, gastrointestinales y urinarios severos. La ARCL1C también se conoce como el

Síndrome de Urban-Rifkin-Davis (URDS). Es debida a mutaciones en el gen LTBP4.

ARCL2A

Se caracteriza por una piel laxa en todo el cuerpo que normalmente mejora con la edad. Las otras caracteristicas de estos niños incluyen una fontanela anterior alargada, luxación congénita de cadera, hernias y miopía. Es debida a mutaciones en el gen ATP6V0A2 Numerosos afectados por esta forma de Cutis Laxa tienen un retraso severo en su desarrollo psicomotor y crisis epilépticas.

ARCL2B

Es debida a mutaciones en el gen PYCR1. Los signos clínicos de esta enfermedad comprenden piel laxa con apariencia de mayor edad, retraso en el crecimiento, retraso en el desarrollo psicomotor, problemas óseos y articulares, cabeza de talla pequeña, frente muy amplia, cara de forma triangular y orejas de soplillo.

ARCL2C

se caracteriza por una piel laxa, asociada con dismorfia facial, implicación cardiopulmonar y anomalía de la glicosilación, se debe a mutaciones en los genes ATP6V1E1 o ATP6V1A.

ARCL3A (Síndrome De Barsy A)

se caracteriza por una piel laxa, un retraso en el crecimiento, una discapacidad intelectual variable, un aspecto viejo, anormalidades oculares como cataratas y laxitud articular. Las hernias inguinales y umbilicales también se asocian a veces con este síndrome. Este subtipo es causado por mutaciones en el gen ALDH18A1.

ARCL3B (Síndrome De Barsy B)

se caracteriza por una piel laxa, un retraso en el crecimiento, una discapacidad intelectual variable, un aspecto viejo, anormalidades oculares como cataratas y laxitud articular. Las hernias inguinales y umbilicales también se asocian a veces con este síndrome. Este subtipo es causado por mutaciones en el gen PYCR1.

Occipital Horn Syndrome (OHS) (Síndrome del Cuerno Occipital)

Los síntomas incluyen piel laxa, problemas óseos (excrecencias ósea en la parte de atrás del cráneo, laxitud articular y talle pequeña), respiratorias (pulmones), cardiovasculares (corazón) y gastro intestinales (enfisema, aneurismas o hernias). También pueden tener un bajo tono muscular y un nivel de inteligencia menor a la media así como un retraso mental leve. El OHS es causada por mutaciones en el gen *ATP7A.* El OHS anteriormente se consideraba como una forma del Síndrome de Ehlers-Danlos Tipo IX y la Cutis Laxa ligada al cromosoma X. Se ha denominado Cutis Laxa ligada al cromosoma X porque el gen ATP7A se situa en el cromosoma X y por esta razón, la OHS afecta generalmente sólo a los hombres.

Gerodermia Osteodysplastica (GO)

La GO es un tipo de Cutis Laxa que aparece en los bebés y los niños. Estos niños tienen la piel laxa, sobre todo en las manos, los pies, el abdomen y la cara. Otras caracteristicas incluyen una mandíbula pequeña, luxaciones de la cadera, hernias, osteoporosis, fracturas y enanismo. Es causada por mutaciones en el gen GORAB (SCYL1BP1).

Syndrome de MACS

Se caracteriza por una piel laxa, Macrocefalia (cabeza grande), Alopecia (sin pelo), eScoliosis y párpados hinchados, pies planos, laxitud articular y talla pequeña. Es provocada por mutaciones en el RIN2 gene.

Wrinkly Skin Syndrome (Síndrome de la piel arrugada)

Se caracteriza por piel laxa, cabeza pequeña, retraso mental y problemas musculares y óseos. Es provocada por mutaciones en el gen ATP6V0A2.

Cutis Laxa Adquirida

La Cutis Laxa Adquirida aparece habitualmente en adultos. Aunque se desconoce su causa, se ha observado en algunas personas después de ciertas exposiciones medioambientales, tales como la toma de ciertos medicamentos, como consecuencia de infecciones o enfermedades autoinmunes. La Cutis Laxa Adquirida no se transmite genéticamente,

CUTIS LAXA (CL) – Tratamiento y seguimiento médico

No existe tratamiento para las causas de la enfermedad. Sólo se pueden tratar los síntomas asociados. Es aconsejable tener un médico «referencial», que pueda garantizar el seguimiento cotidiano.

Cirugía plástica

Se puede utilizar cirugía plástica para mejorar la estética de los enfermos afectados de forma más grave por las arrugas, sobre todo a nivel de la cara y del cuello. De todas maneras, la estabilidad de los resultados no se puede garantizar, ya que a menudo la piel se vuelve a aflojar y las arrugas tienden a reaparecer.

Neumología

Se aconseja el seguimiento regular por un neumólogo a fin de conseguir un tratamiento lo más adecuado posible en caso de presencia o de aparición tardía de un enfisema pulmonar.

Cardiología

Existe el riesgo de que cualquier parte del sistema cardiovascular esté afectado. Por lo tanto, se aconseja igualmente un seguimiento regular.

Gastroenterología

Toda persona afectada por la cutis laxa debe hacerse revisiones gastroenterológicas para controlar la presencia (o la ausencia) de divertículos y/o de hernias que deberán tratarse según los protocolos habituales.

Psicología

Siendo la afectación cutánea el síntoma principal y el más evidente, las relaciones con los demás pueden verse también muy afectadas. Es muy recomendable que las personas con cutis laxa reciban apoyo psicológico.

Ginecología

No existe ningún documento que permita afirmar que un embarazo pueda llevarse a cabo a pesar de la posible falta de elasticidad del útero. Por lo tanto, se recomienda que cualquier mujer embarazada que haya sido diagnosticada con Cutis Laxa tenga un seguimiento del embarazo muy atento.

Consejo Genético

Cualquier persona con Cutis Laxa debe ser vista por un asesor genético para ser informada sobre la transmisión genética en función de la forma específica de Cutis Laxa. Esto es especialmente importante si la persona afectada desea tener un hijo.

VIVIR CON LA CUTIS LAXA

CECILE (Francia) Del diagnóstico a la creación de Cutis Laxa International

En octubre de 1990 nació Cécile. Durante los dos primeros años de su vida, nada hacía sospechar que estaba afectada por una enfermedad genética rara. De todas maneras, a Jean-Louis, su padre, le parecía que su piel no era totalmente normal, demasiado laxa, demasiado flexible, como si fuera un poco demasiado grande. Fue entonces cuando Jean-Louis y yo decidimos consultar un dermatólogo.

Felizmente para nosotros habíamos llamado a la puerta correcta: el Hospital Saint- Louis de París. Allí estaba la doctora B. que no dudó ni un segundo: Cécile estaba afectada por una enfermedad genética rara, la CUTIS LAXA. Después de todos las preguntas médicas, nuestro primer ruego fue encontrar a otros enfermos.

Desgraciadamente en aquella época Cécile era el único caso que la doctora B. tenía y no existía ninguna asociación de esta enfermedad. Nos encontramos solos, teniendo que hacer frente a lo desconocido de esta enfermedad, incapaces de compartir todo lo que ello suponía en nuestras vidas. ¿Qué futuro podíamos proyectar para nuestra hija?, ¿cuáles serían las dificultades a las que íbamos a tener que enfrentarnos?, fuera del contexto médico puro, nadie nos podía ayudar. Fueron años difíciles durante los cuales nos hizo falta aprender a vivir con la mirada de los otros y enseñar a Cécile a ser fuerte respecto a esas miradas. Todas nuestras tentativas en diferentes organismos para contactar con otros enfermos fueron vanas, pero yo guardaba dentro de mí misma la esperanza de que un día, quizás...

Habían pasado diez años desde el nacimiento de Cécile. El TELETHON, que seguimos fielmente desde entonces, instala sus cámaras en la Ile de Ré donde vivimos. Es la ocasión para nosotros, y sobre todo para Cécile, de participar más activamente, más concretamente que en el pasado. Ella participa en dos reportajes donde su dinamismo y su alegría de vivir resplandecen en un día grande. La motivación que Cécile demostró, nos animó a reemprender de nuestra búsqueda de otros enfermos. La informática había entrado desde hacía poco en nuestra casa y, gracias a Internet, encontré un sitio americano que ayudaba a que las familias se pusieran en contacto, mencionaban 2 casos de Cutis Laxa, 1 en Japón y otro en Estados Unidos, yo no podía creer lo que veían mis ojos. Por fin, habíamos dejado de estar solos.

Estimulada por este descubrimiento, visité otros sitios y encontré, de la misma manera, 1 caso en Irlanda del Norte.

Intercambiamos nuestros primeros e-mails con una intensa emoción. Creamos lazos de amistad. Compartimos nuestras sonrisas y nuestras lágrimas. Pero estábamos en cuatro esquinas del mundo y la barrera de la lengua que no facilita los intercambios.

En la región de Angoulême, Melissa y sus padres vieron a Cécile en la televisión durante el Téléthon. Desde hacía 14 años también estaban solos también haciendo frente a la Cutis Laxa. Consiguieron hacernos llegar una carta. Fue en una cama de un hospital cuando Cécile supo que no estaba sola en Francia y lloró de alegría.

En Bretaña, Tifenn también vio a Cécile. Se pone en contacto con nosotros.

Nuestros primeros encuentros fueron muy intensos, llenos de emociones y alegrías.

Gracias a la presencia de Cécile en la emisión de "Esto se habla" ("Ça se discute"), Nathalie y Mireille se unen nosotros.

El 11 de noviembre de 2001 creamos "CUTIS LAXA INTERNATIONALE" para que, por fin, cesase la soledad desesperante de los enfermos afectados por la Cutis Laxa.

Hoy en día, otros enfermos de todo el mundo se han unido a nosotros, ... Ahora conocemos a más de 420 enfermos. Y otros se nos unirán, estoy segura.

Marie-Claude Boiteux, Presidenta de Cutis Laxa Internacional

CÉCILE (Francia) Diagnóstico y soledad........ Doble pena

Mi hija, Cécile, nació el 8 de octubre de 1990 en un gran hospital pediátrico de París (Francia). Tiene dos hermanas y un hermano mayores, todos ellos entre 10 y 15 años mayores que ella. En el momento de su nacimiento y en los años sucesivos, ningún médico, ningún pediatra fue capaz de notar ni de diagnosticar que tuviera una enfermedad rara.
Solo su papá, Jean-Louis, no dejaba de decir que su piel no era normal, que había un problema.
Nos habíamos mudado a vivir al campo poco después de que Cécile naciera. En diciembre de 1992, vinimos a la región de París para pasar la Navidad con mi familia. Puesto que Jean-Louis era una persona psicológicamente frágil, bipolar,

para que se tranquilizara y no se preocupara más por la salud de Cécile, que crecía bien, decidí ir a ver a un dermatólogo en el hospital donde había nacido. ¡Qué bien hice!

En el hospital donde había nacido no pasaban consulta dermatológica ese día y me aconsejaron que fuera a otro hospital parisino especializado en dermatología.

Fui allí inmediatamente, era el lunes 28 de diciembre...

Esperé con Cécile en la sala de espera de la consulta donde un joven médico interino vino a recogernos. Empezó a auscultar a Cécile y, a medida que examinaba la piel de mi hija, vi cómo su rostro cambiaba hasta que me pidió permiso para ir a buscar a otro médico, lo cual acepté, por supuesto... Pero mientras esperaba que volviera con el otro médico, empecé a preocuparme, a decirme a mí misma que tal vez Jean-Louis tuviera razón después de todo, que quizá había un problema.

La llegada de este segundo doctor desencadenó un verdadero tsunami en nuestras vidas...

Por suerte para nosotros, era una especialista en enfermedades genéticas que se manifiestan en la piel. No utilizó inmediatamente el nombre de Cutis Laxa. Habló de elastolisis, de enfermedad genética, dijo que era grave, que tenía que volver con Cécile para examinarla más en profundidad, me preguntó si le permitía tomar fotos, me dio cita dos días después, el miércoles 30 de diciembre a las 9 de la mañana, y adiós señora, hasta el miércoles...

Después de este torrente de palabras que no entendí del todo, me encontré sola, fuera, sosteniendo a mi hija de la mano, devastada por el anuncio de que padecía una enfermedad genética rara cuyo nombre ni siquiera había entendido del todo... Me subí al auto y conduje de vuelta a casa de mis padres que viven a 35 km de París. No sé cómo llegamos sanas y salvas... No tengo recuerdos de ese viaje... Me deshice en lágrimas en brazos de mi madre.... Le expliqué a Jean-Louis que debíamos ir el miércoles siguiente a una consulta con esta genetista.

El miércoles por la mañana, cuando llegamos a la cita, acompañaban a la genetista varios doctores más, por lo menos 5 ó 6. Y entonces nos dijo que nuestra hija tenía Cutis Laxa y que era una enfermedad muy rara; en toda la bibliografía médica solo había registrados unos 100 casos. Cécile era el primer caso con el que se había encontrado en su carrera. El problema más importante era que esta enfermedad no solo afectaba a la piel, sino también a todos los órganos internos. Nuestra hija podría tener retraso mental y todos los órganos podrían verse afectados: estómago, esófago, vejiga, riñones, articulaciones, pulmones, corazón, venas, intestinos,... todo... Por lo tanto, tuvo que pasar toda

una serie de exámenes para hacer una especie de «inventario de la situación». (¡¡¡Hoy sé que ese día nos bombardearon con todos los síntomas asociados con todas las formas de Cutis Laxa!!!). El elemento más grave es la aparición de enfisema... una especie de espada de Damocles... que podría matar a nuestra hija en cualquier momento...
Fue un huracán, un terremoto, un tsunami y un ciclón, todos juntos devastando nuestras vidas. Todo se desmoronó, no quedó nada en pie.
Hicimos algunas preguntas:
¿Hay algún tratamiento? NO
¿Hay investigaciones sobre esta enfermedad? NO
¿Hay alguna asociación que se ocupe de esta enfermedad? NO
¿Conoce a algún otro enfermo ? NO
¿Qué esperanza de vida tiene nuestra hija? «No es imposible que su hija no tenga la misma esperanza de vida que todo el mundo»…. En otras palabras «no sé nada».
Al final de esta cita, la genetista nos dijo que estaba organizando la serie de exámenes que se necesitaban y que nos informaría de la fecha... «Adiós, señora, adiós, señor, que tengan un buen viaje de regreso a casa»………..
En el hospital no hubo nada ni nadie que nos ayudara, que nos explicara, que nos apoyara antes de salir de allí.
Afortunadamente estábamos en casa de mi familia donde mi padre, mi madre y mis hermanas nos dieron el apoyo emocional, psicológico y moral que necesitábamos para hacer frente a este diagnóstico.

Pasaron dos meses durante los cuales nadie, excepto nuestra familia, se preocupó por cómo estábamos viviendo la situación desde el diagnóstico, cómo se lo habíamos comunicado a las hermanas y el hermano de Cécile y cómo lo estaban viviendo. Solo nuestro médico de cabecera, que estaba tan angustiado como nosotros ante una enfermedad muy rara que desconocía, supo ayudarnos, acompañarnos, mientras esperábamos los exámenes médicos que le tenían que hacer a Cécile.
En febrero de 1993 se organizó una jornada de exámenes, en régimen de hospitalización ambulatoria, para determinar qué órganos estaban afectados por la Cutis Laxa. Fui sola a París con Cécile. Jean-Louis no se sintió con fuerzas para estar allí. Fue mi madre quien nos acompañó durante todo el día, afortunadamente...
El día más largo, duro y doloroso de mi vida...
Llegamos a las 8 en punto. Cécile estaba en ayunas desde las 7 de la mañana como se nos había pedido. A lo largo de la jornada le hicieron todo tipo de

exámenes posibles: ecografía de hígado y riñón, tránsito gastrointestinal, rayos X óseos, ecografía cardíaca, doppler, electrocardiograma, examen de otorrinolaringología, examen oftalmológico, análisis de sangre, control de peso y altura...
La radio para el tránsito fue a las 14.00 h, Cécile seguía en ayunas...sin haber tomado siquiera un vaso de agua....
Para la inyección de un agente de contraste... tuvieron que sujetarla 4 personas ...incluyéndome a mí... sus venas son frágiles, «ruedan».....la enfermera tuvo que pincharle 4 veces hasta conseguirlo...
El examen oftalmológico se realizó a las 17.00 h........ Cécile estaba exhausta... ...tanto que me dijeron que tenía problemas de visión muy graves...
Cuando nos íbamos, después de ese terrible día, una enfermera tuvo el valor de decirme « Bueno, no estoy segura de que un adulto hubiera soportado un día así»..... Cécile tenía 2 años...

Y esperamos, solos otra vez, los resultados de todos esos exámenes. Nuestro médico concertó una cita con un oftalmólogo que, tras examinar a Cécile y hacerle algunas pruebas, nos tranquilizó. Tenía buena visión.
Era abril cuando la genetista nos llamó para darnos los resultados de todos los exámenes: Cécile tiene la base de la aorta dilatada y el esófago sinuoso. Aparte de padecer Cutis Laxa, Cécile también es asmática.
Por lo tanto, había que hacer un seguimiento de la aorta debido al riesgo de ruptura de aneurisma. Eso es todo. No tiene tratamiento, no se puede hacer otro tipo de seguimiento, no nos proponen ningún apoyo psicológico ni a ella ni a nosotros. Estuvimos de acuerdo en que hicieran una biopsia. Nosotros, y todos los miembros de la familia (hermanos, hermanas, abuelos, tíos, primos), aceptamos que nos tomaran muestras de sangre y las almacenaran en tanques de nitrógeno del banco de ADN del laboratorio Généthon... Para más tarde, para ayudar a la investigación, para entender.

En 1994, uno de las interinos de la genetista hizo su tesis de especialidad en dermatología sobre el caso de Cécile. En la conclusión, dice que no es posible determinar qué forma de la enfermedad padece exactamente, que existe la posibilidad de enfisema de inicio tardío y que el único tratamiento propuesto es la cirugía plástica para aliviar las repercusiones psicológicas cuando fuera a la escuela.
Operaron a Cécile por primera vez a los 7 años: le reposicionaron las orejas. Era una necesidad, y también una prueba para que el cirujano verificara la capacidad de cicatrización y la «sujeción» de la piel, ya que no sabía cómo

reaccionaría la piel de Cécile. Todo salió bien y a los 8 años le hicieron un estiramiento facial junto con una liposucción. Ella esperaba mucho, demasiado, y hoy pienso que era demasiado joven. Estaba un poco decepcionada y las secuelas de la anestesia fueron muy duras. Cécile no podía dormir, tenía mucha ansiedad, no soportaba la oscuridad, no podía alejarse de mí... Por eso empezó una psicoterapia que duró 5 años.
El seguimiento de su base de la aorta mostró que la dilatación se mantenía estable.
Cada día había que ayudar a Cécile a enfrentarse a las miradas de los demás, a ignorar los comentarios que le hacían, a aprender que era diferente pero que eso no le impedía vivir su vida como los demás. Montaba muy bien a caballo y hacía natación. Su escolaridad fue normal.
En julio de 2012, un médico americano encontró la mutación que tiene Cécile: el gen de la elastina (ELN) intrón33/exón34. Por lo tanto, tiene Cutis Laxa autosómica dominante con mutación *de novo*. El diagnóstico fue posible gracias a todas las muestras almacenadas en Généthon en 1993. En particular, las muestras de su padre, que había muerto en 2006.
Conocer la mutación que tenía fue un verdadero regalo para Cécile. A partir de entonces puede pensar en crear una familia y en tener hijos sin transmitirles la mutación, si lo desea, gracias al DGP o al DPC.
Cécile tiene casi 30 años. Trabaja y lleva una vida independiente. El enfisema es ahora parte de su vida. Su aorta, que está constantemente vigilada, sigue estable. No se ha hecho, ni desea hacerse, ninguna otra cirugía plástica por el momento.

Ya no estamos solos, gracias a Cutis Laxa Internationale estamos rodeados de una segunda familia, conocemos a otros pacientes y podemos compartir nuestras experiencias.

Marie-Claude Boiteux, mamá de Cécile.

AISLING (Irlanda del Norte) 9 años de vagancia de diagnóstico

Mi hija Aisling nació por cesárea a las 37 semanas y media. Pensaba 5 libras y 10 onzas, mi marido y yo pensábamos que era el bebé más bonito que habíamos visto jamás. Estaba un poco cianótica (azulada) y tuvo que estar en una tienda con oxígeno, pero se recuperó rápido y todo parecía ir bien.

Me acuerdo que una de las comadronas estaba especialmente atenta cuando una persona, diferente de marido o yo, cogía a Aisling en sus brazos, porque en su opinión era un bebé muy frágil. Aisling no dormía bien, yo le daba pecho cada 3 horas y cada vez que conseguía verdaderamente tragar, lo vomitaba todo; esto me preocupaba pero pensaba que simplemente no iba bien porque yo no sabía darle pecho, tenía que aprender a dárselo y a ser una mamá.

En una de las visitas del control pediátrico se descubrió que Aisling tenía un problema en las caderas y nos enviaron al ortopeda. Entonces se descubrió que Aisling tenía las caderas luxadas y tuvimos que ingresarla en el hospital Altnagelvin para ponerle un aparato ortopédico de tracción. Con cinco semanas, era el bebé más joven del servicio. Tuvieron que poner a sus piernas sujetas por una barra situada encima de ella y las únicas partes de su cuerpo que estaban apoyadas en la cuna eran su cabeza y su espalda. Estábamos desconsolados de verla de ese modo, pero lo aceptábamos porque pensábamos que era por su bien. Mientras estuvo en el hospital su estado se deterioró, estaba muy inestable y no se alimentaba de manera adecuada. Esto me inquietaba mucho y lo consulte a los médicos pero me contestaron que no hacía falta preocuparse, que Aisling era simplemente un poco "posesiva" y que, a causa de su posición, le resultaba difícil tragar. Esto me tranquilizó un poco pero el estado de Aisling empeoró hasta el punto de que tuvo una crisis y le apareció una erupción por todo el cuerpo. Fue entonces cuando todo el mundo se puso en marcha, todo el equipo médico la rodeó y la llevaron de urgencia a una unidad de cuidados intensivos pediátricos. Mi marido se quedó con ella mientras le hacían una punción lumbar. Aisling tenía septicemia. Más tarde supimos que tenían un reflujo renal, por lo cual debía tener una infección renal constante desde su nacimiento

Finalmente volvimos a casa. Tenía que tomar antibióticos para evitar las infecciones urinarias. Ha continuado tomándolos durante siete años y a pesar de dos operaciones para intentar resolver el problema, ha continuado teniendo infecciones urinarias.

Cuando tenía tres meses le pusimos un aparato especial (unas botas unidas por una barra) para corregir las luxaciones de cadera. Es un momento de mi vida que no olvidaré jamás. Mi marido y yo nos relevábamos para vigilarla. Lloró casi sin parar durante tres días hasta que se acostumbró al aparato. De hecho, perdió hasta la voz de tanto que chilló. Se nos encogía el corazón de verla así, pero sabíamos que sí queríamos que se curara era necesario que llevara el aparato.

Poco a poco nos íbamos haciendo conscientes de que todo no iba bien con un Aisling. Íbamos de un servicio hospitalario a otro: ortopedia, pediatría, urología.

Nos dirigieron al servicio de genética lo que resultó ser una experiencia muy traumática. Nos hicieron toda clase de preguntas sobre la historia médica de nuestras familias y sobre nuestra propia historia médica. Examinaron a Aisling, le sacaron sangre y fotografías desde diversos ángulos. Todo esto fue muy duro, pero va lo más agobiante de todo fue el frío análisis de las "características" de Aisling que hicieron los genetistas. Entonces me dijeron, fue como si me clavaran un puñal en pecho, que "sus ojos estaban demasiado separados, que su cuello era demasiado corto va, que tenía una pequeña joroba en la espalda, que su nariz era demasiado aplastada, que tenía un tono muscular muy débil en las manos, y la piel de debajo de sus mandíbulas estaba demasiado hundida, y que son abdomen era demasiado protuberante". La genetista nos dijo que iba a ver a qué se podía corresponder todo esto, pero sinceramente yo estaba tan molesta por la forma en que examinó a Aisling que no volví, aunque algunos años más tarde tuve que cambiar de opinión.

Por fin pudimos sacar a Aisling su aparato ortopédico, y cuando tenía más o menos dos años y medio, ya andaba. Era bastante torpe y tenía tendencia a caerse a menudo. Cuando comenzó a ir a la guardería, sus profesores se dieron cuenta de que tenía dificultades con la coordinación. En la escuela primaria la evaluó un psicólogo y aparecieron dificultades moderadas de aprendizaje. No era capaz de seguir un aprendizaje escolar normal y tuvimos que tomar la difícil decisión de enviarla a una escuela especializada. Aisling era, y sigue estando, muy feliz en su escuela. Por lo que se refiere a los demás, tenía plena confianza en ella misma, era un ambiente en el que se sentía segura y amada. Me parece que el sistema educativo ha pasado de ella y otros niños como ella porque los aíslan de otros niños llamados "normales" y que no tienen dificultades de aprendizaje. Pienso que sería mejor intentar dar a nuestros niños que tienen necesidades específicas una educación integrada en un sistema escolar general teniendo en cuenta sus necesidades específicas.

Mi familia nos aconsejaba volver a la Clínica de Genética y aunque tenía muchísimo miedo a la idea de volver, comprendí que no quería tener otras "sorpresas" y que valdría más saber a qué atenernos en el futuro. Los genetistas nos acogieron de nuevo y sentimos un poco más de calor humano en esta segunda entrevista. Después una nueva serie de fotos, la genetista dijo que pensaba que Aisling tenía una enfermedad genética rara llamada Cutis Laxa tipo II. Nos dijo que habíamos tenido la suerte de que se trataba de una forma ligera, pero nosotros no sentíamos muy afortunados en ese momento. Nos dio algunas hojas, fotocopiadas, supongo de un libro de medicina, en las que se describían tres casos de niños afectados de Cutis Laxa, pero no había un diagnóstico a largo plazo, porque, nos dijo, no había suficientes datos ni información sobre esta enfermedad para poder hacer un diagnóstico a largo plazo.

Durante todo este tiempo, tuvimos que pelearnos para intentar obtener las ayudas que necesitábamos para cubrir las necesidades de Aisling, pero desafortunadamente no existía ningún grupo de ayuda y por lo que nosotros sabíamos nadie, en Irlanda, estaba afectado por esta enfermedad. Conforme Aisling iba creciendo iba dándose, poco a poco cuenta de sus limitaciones y comenzaba a preguntar. ¿Por qué era así?, ¿por qué había cosas quc no podía hacer y su hermana y su hermano sí?. Al año siguiente llamamos por teléfono la genetista y le preguntamos si no habría ninguna otra persona con la que pudiéramos hablar. Le dijimos que nos sentíamos muy aislados y le preguntamos si podía hacer algo por nosotros. Gentilmente nos habló de una organización llamada a "Contact a Family"; esta asociación ha sido para nosotros una verdadera ayuda. Desde ese día estoy eternamente agradecida a Nuala que me ha escuchado llorar en el teléfono y que me comprendía perfectamente porque ella misma tenía también un niño afectado por una enfermedad genética rara. Esta organización nos puso en contacto con una familia en Francia que tenía una hija afectada de Cutis Laxa y nos hicimos muy amigos, ayudándonos tanto a través de nuestras lágrimas, como a través de nuestras risas
Más tarde supimos que Aisling hubiera podido beneficiarse de diversas ayudas pero nadie nos lo había dicho nunca. Incluso nos dijeron que no habíamos ido por los "conductos adecuados" para saber a qué tenía de hecho nuestra hija. Esto me da mucha rabia, que durante años mi hija no haya percibido ayudas simplemente porque nadie ha pensado en hablarnos de ellas, ayudas a las cuales tenía derecho y que nos hubieran sido muy útiles, financieramente hablando. Yo tuve que dejar de trabajar durante todo una época para ocuparme de Aisling, no podía asumir al mismo tiempo el hecho de ir a trabajar y de dejar mi hija en su escuela especializada. Durante esta época habría podido percibir una ayuda económica, pero como no estaba al corriente, nunca la pedí.

Creo que, de todas maneras, el mayor problema que hemos tenido con Aisling es que haya tenido que ser asistida y tratada por profesionales diferentes y que no haya habido nunca una puesta en común de la información de todos para tener una visión de conjunto. Ha tenido un ortopeda para las caderas, un urólogo para los riñones, un pediatra para su salud general. Ha tenido un educador y un fisioterapeuta, una enfermera (recientemente por sus problemas para ir al lavabo) y un especialista a las dificultades de aprendizaje y un psicólogo escolar, incluso podría a añadir más profesionales a esta lista pero tengo miedo de aburriros; jamás en ningún momento ninguna de estas personas intercambió sus conocimientos e información, ni se interesó en el hecho de que Aisling tenía varios especialistas, incluso aunque yo se lo dije. No han estado jamás interesados en el hecho de que intercambiar sus conocimientos e información sobre Aisling podría ayudarla. Con este tratamiento fragmentado, no es sorprendente que el diagnóstico no se hiciera hasta que Aisling tuvo 9 años.

En medio de todo esto, debo decir que el médico de medicina general que ha llevado Aisling todos estos años ha sido para nosotros una gran ayuda moral y ha hecho todo lo que ha podido para ayudarla con lo cual ella establecido con él una relación muy cálida. A pesar de ello, pienso sinceramente que los demás profesionales médicos no han estado interesados en el conjunto de problemas de Aisling sino únicamente por su "trocito de puzzle". Fue después del diagnóstico de Aisling cuando descubrí, por mis propios medios, que Aisling debería (y podría) haber tenido una trabajadora social para supervisar su caso. Así fue como, cuando teníamos más necesidad de ayuda, nos dejaron solos.
Para acabar, debo decir que nuestra hija es una niña muy feliz y muy sociable, nos da muchísima alegría y la amamos con todo nuestro corazón. A menudo los padres que tienen un niño afectado por una enfermedad genética rara no tienen a nadie a quien recurrir para obtener la ayuda que necesitan. Esto puede ser muy frustrante y moralmente destructivo.

Estoy íntimamente convencida de que mi familia y yo nos ayudaremos y acompañaremos siempre a Aisling lo mejor que podamos; después de todo, es lo único que necesita.

Katy C. (USA), Mensaje de su Madre

Queridos Amigos de Cutis Laxa Internacional,
Mi hija, Katy Carta, tiene 14 años, es la mejor persona que conozco. Es una bonita chica. Tiene buen corazón y es atentiva a los otros. Ella tiene una multitud de amigos. Tiene también un gran sentido de humor. Tiene también la donación de haber una gran maturez, superior a su edad.

Cuando la gente que no la conoce la fija en la rua, eso me vuelvo a llamar que tiene también una otra donación rara : la Cutis Laxa.
Traigo explicarla que, de alguna manera, es una donación. Les dice que es realmente una bonita chica para las personas que la conocen y que la quieren y que el opinión de las otras personas no tiene ninguna importancia.
Para toda respuesta, Katy me mira como si era loca. Es verdadero que yo no soy la que vive con la mirada de los otros fijado sobre mi. Hemos gustado trasladar, pero no podemos hacer eso a Katy. Eso querrá decir por ella cambiar escuela y haber, de nuevo a enfrentar todo « eso », enfrentar desconocidos.
Katy entrerá en el instituto en Augusto próximo. Es una etapa difícil para cualquier niño. Sin embargo, debo creer que Dios sabe donde esta Katy y que continuará a poner sobre su camino amigos que les ayudará atraversar pruebas aquellas deberá hacer frente.
Para nada en el mundo había querido vivir mi vida sin tener la suerte de conocer Katy Carta. Ella es un regalo raro para mi, en mi vida.
Amistosamente, Karen C.

LAURA (USA) el anuncio del diagnóstico

Mi hija, Laura, que tiene ahora 19 años padece Cutis Laxa. Vivimos en Tulsa (Oklahoma). Laura nació en Plano, (en el extrarradio de Dallas en Texas) y, desde que la vio, nuestro pediatra estuvo muy inquieto porque era tan diferente... se parecía a un cachorrito Sharpei, tenía una piel muy flácida y llena, llena, llena de arrugas... yo la llamaba la "viejecita de Plano". Su cara tenía características poco habituales, su fontanela era muy grande, incluso su cráneo era raro,... sus ojos también eran muy poco habituales, sus mofletes, con la piel colgando, eran curiosos de ver. No se parecía en nada a ninguno de mis otros tres hijos. Yo **sabía** que Laura era diferente, aunque rechazaba aceptarlo, e incluso aunque rechazaba todavía más, admitirlo. Mi pediatra estaba preocupado sobre todo por su piel. Me dijo que si hubiera nacido fuera de término, su apariencia arrugada y envejecida sería normal, pero ella había nacido con ocho semanas de antelación, y eso le inquietaba. Pidió también a otros pediatras que la examinaran y todos dijeron que dramatizaba y que con el tiempo Laura crecería y su piel sería normal, que "se rellenaría en su piel". El pediatra pensaba que podía tener el síndrome de Turner. Pero mi ginecólogo me dijo que esto no era posible ya que mi amniocentesis mostraba bien los dos cromosomas X y que si ella hubiera tenido el síndrome de Turner no tendría más que uno. En la visita de control de las seis semanas, mi pediatra me pidió que satisficiera uno de sus "caprichos" y llevara a mi hija a ver a un genetista clínico del Centro Hospitalario Universitario de Texas en Dallas. Me dijo que había visto centenares de bebés, que sabía de sobras cómo son los bebés normales y que Laura, mi hija, tenía la cara con unos rasgos poco habituales. Mi marido y yo, fuimos, yo estaba totalmente convencida de que mi pediatra estaba totalmente chiflado, que no sabía de qué hablaba y que los genetistas iban a decirme que mi doctor decía cualquier cosa.

¡Dios mío, qué equivocada estaba!, en lugar de esto me dijeron que tenía un médico muy "observador" y buen profesional, y que sí, que había algo anormal, pero que no tenían idea de lo que era. Yo había llevado fotos de mis otros tres hijos, todos chicos, dos de los cuales son gemelos monocigóticos. También llevé los resultados de la amniocentesis que me habían hecho cuando estaba embarazada de los gemelos y los resultados de la amniocentesis que me hicieron cuando estaba embarazada de Laura. Y también fotos de los tres chicos (el mayor acababa de cumplir cinco años, los gemelos tenían 19 meses)... estaba segura de poder probar a los médicos que mi hijita estaba muy bien. No esperaba en absoluto que ellos me dijeran que mi pediatra era muy observador y bueno, y que tenía razón, me parecía entender cada vez menos. ¡Guau! se habla de negación. ¿Era esto?.

Resumiendo, sacaron libros con fotos de bebés y de niños afectados por todos esos síndromes raros de los cuales nunca se oye hablar. Pensaban que sería el 8º caso en el mundo afectado por esta enfermedad, pero no estaban totalmente seguros. Hicieron varias fotos de Laura desde diversos ángulos, y tuvimos que firmar muchos formularios autorizando la publicación de las fotos no importaba dónde. Imagino que Laura está ahora mismo en alguno de los libros de medicina que andan por ahí... enviaron sus fotos a especialistas en genética, lo mismo que a dermatólogos de todo el país puesto que se sospechaba, que fuera lo que fuera lo que tenía Laura, tenía que ver con su piel. Querían que fuésemos a ver al jefe del Servicio de Dermatología-Pediátrica pero era una doctora que estaba de baja por maternidad. Tuvimos pues que esperar a que pasara el tiempo de su baja maternal,.... Mientras, decidieron hacerle a Laura pruebas y pruebas, lo mismo que a mí,.... para ver si los resultados correspondían con los de la amniocentesis. Pero después de haber comparado sus cromosomas con los de sus hermanos gemelos dijeron que era evidente que los tres bebés eran hermanos, habían pensado que podía haber ocurrido que, cuando me hicieron la amniocentesis hubieran extraído **mi** líquido, en el lugar de haber extraído el líquido en el que estaba bañada Laura en mi vientre y que de ese modo fueran **mis** cromosomas y no los de ella los que habían examinado.

Finalmente fuimos a ver a la jefa de Dermatología-Pediátrica cuando Laura tenía tres meses... cuando entramos con la pequeña Laura en la consulta había ocho médicos que nos esperaban para examinarla. Justamente acababan de volver de un Congreso de Genética que se había celebrado en San Diego, y cada uno de estos médicos después de haber mirado a Laura, dijo: "Es una Cutis Laxa". Hablaron de hacerle una biopsia de piel pero finalmente renunciamos a ello puesto que nos dijeron que era tan evidente que Laura tenía Cutis Laxa que no hacía falta ninguna prueba más. Me dijeron que hacia la edad de 6 años debería haber "crecido en su piel" y que, si esto no ocurría, se podría hacer cirugía reparadora para tensar su piel. No nos quedaba más remedio que esperar y ver como Laura iba creciendo. **No había ningún tratamiento para la Cutis Laxa**. Me dijeron también que, quizás, tendría algo de retraso mental y que, a menudo, las personas afectadas por la Cutis Laxa tenían toda clase de problemas internos como problemas hepáticos y pulmonares y que numerosas personas no vivían más allá de los 40 años, etc. que lo único que se podía hacer era vigilarla para ver si, además de las cuestiones evidentes de su piel, se desarrollaban otros síntomas. **Me explicaron que la Cutis Laxa es GENÉTICA. No se desarrolla, no es una enfermedad que se pueda coger, es genética y se nacía con ella**. Yo no he oído hablar nunca de nadie que tuviera Cutis Laxa y que hubiera sido diagnosticado en la edad adulta… uno la tenía desde que nacía. Los mofletes son una manifestación principal, lo mismo que la piel relajada, que cuelga, el retraso mental… ¿Qué es la Cutis Laxa? Una piel que no tiene elasticidad, y es un derivado del síndrome de Ehlers-Danlos.

Laura no se sentó hasta los 13 meses y no anduvo a gatas hasta los 15 meses, y cuando tenía 18 meses su pediatra estaba preocupado porque no andaba. También estaba preocupado porque su fontanela era muy amplia y cubría toda la superficie de su cráneo. Me envió a ver a un neurólogo quien me preguntó por qué iba a verlo puesto que mi hija corría a gatas por todos lados. Me reenviaron a ver a los genetistas que me dijeron que lo que le ocurría a Laura era a causa de la Cutis Laxa, le hicieron la prueba de "Denver" y me dijeron que era perfectamente normal, y que andaría aproximadamente en dos meses. Esto ocurrió exactamente 6 semanas más tarde y hoy día no hay ninguna razón para pensar que ella no anduvo hasta los 21 meses. Su fontanela se cerró alrededor de los 5 años.

Creciendo, Laura ha tenido numerosos problemas de salud, ha tenido un grave problema de sinus... incluso le han tenido que hacer tres operaciones en menos de cuatro meses y estuvo con una sonda puesta durante 4 meses y medio. Tuvo la suerte de que la aceptaron en un programa del Hospital Shiner de Chicago donde le hicieron las tres operaciones. También le hicieron una operación de cirugía reparadora en la cara puesto que la parte situada entre los dos ojos estaba aplanada y no tenía puente en lo alto de su nariz. Le tuvieron que reducir el espacio entre los ojos y crear un puente, asimismo le realinearon el mentón. También le han hecho una operación de cirugía reparadora a nivel del vientre. ¡Acababa de cumplir 17 años y ya le hacían esto!, ¡qué celosa estaba yo! ¿eh que es sorprendente? Yo había tenido 3 hijos en muy poco tiempo, en menos de 2 años, y era a ella a quien le hacían esta operación para alisarle el vientre!!!. Le sacaron casi 1 kilo de piel del vientre y ahora está muy orgullosa de ser la propietaria de un vientre liso y plano, se parece a cualquier adolescente normal. Su piel es todavía muy laxa y colgante, se hace fácilmente morados y desarrolla grandes hematomas si se golpea la pierna o el brazo a nivel de los huesos. Creímos perderla cuando a los 5 años, se cayó y le diagnosticaron una fractura de cráneo. Empezó a sangrar entre el cráneo y la piel... un hematoma subgaleal que hizo que su cráneo se hinchara de tal forma que parecía ET.

Nos cambiamos de Plano a Tampa cuando tenía 4 años y un genetista de la Universidad de Florida del Su le hacía el seguimiento. Después, cuando Laura tenía 9 años, nos mudamos a Tulsa y allí, la genetista pensó que había algo más que no coincidía, que no era solamente la Cutis Laxa. Le hicieron toda clase de pruebas sanguíneas y finalmente concluyeron era simplemente... la Cutis Laxa... y el médico jefe del servicio de genética me dijo que era el caso de Cutis Laxa más leve que había conocido jamás. Se puso en contacto con su colega de Tampa en la Universidad de Florida del Sur (su exgenetista) y llegaron a la misma conclusión. Laura no ha desarrollado ninguno de los otros síntomas que nos habían dicho durante la 1ª visita cuando tenía tres meses. Hemos tenido suerte y estamos muy agradecidos… al menos, de momento.

Actualmente, le hace el seguimiento un genetista en el Hospital Shriner de Chicago. Laura ha tenido mucha suerte puesto que ha encontrado un investigador de la Universidad de Washington de San Luis que estudia la Cutis Laxa y que ha aceptado estudiar su caso. Hemos donado muestras sanguíneas y este médico la estudia a ella, lo mismo que a su padre y a mí, a fin de determinar:

a) Cuál es el tipo de cutis laxa por el que Laura está afectada

b) Si su gen es dominante o recesivo, puesto que es vital para ella saberlo a fin de que pueda decidir si tendrá o no hijos.

Si queréis una segunda opinión os aconsejaría vivamente ir a la consulta del genetista de Chicago. Es pediatra y conoce muy bien la Cutis Laxa. De veras, creo que podrá ayudaros.
Me gustaría que contarais conmigo para lo que sea, me gustaría poder ayudaros. Yo no tenía a nadie. Nadie, aparte de los médicos, que entendieses o que hubiera oído hablar alguna vez de la Cutis Laxa. Había una asociación para el síndrome de Ehlers-Danlos en Tampa pero ninguno de sus miembros tenía Cutis Laxa.

Hace varios años conocimos a Angela Glazener simplemente porque mi hijo vio su historia en la tele. Esto nos abrió horizontes nuevos. Y mi hija... que pensaba que era la única, que estaba totalmente sola... se estremecía sólo con pensar que, en algún lugar, había personas como ella. Angela Glazener y sus hijos se parecen mucho a Laura antes de que le hubieran hecho la cirugía reparadora. A veces, cuando veo fotos de niños de los que se sospecha que padecen la Cutis Laxa, pienso que la tienen porque tienen los mismos rasgos en la cara, los mofletes, etc... pero ¿qué sé yo?. Soy simplemente una mamá que está exactamente aquí, donde vosotros estáis, y que quiere respuestas. Las espero siempre.
Mi mayor felicidad hoy en día, es ver lo guapa que está mi hija, y ver su alegría de sentirse bella por primera vez en su vida.
Susan D. N. y, seguro, Laura

NATHALIE (Francia) « Vivir no con una Enfermedad Rara,... con dos.....»

6 Mayo 1972

Nacimiento de Nathalie , diez días de vida, los médicos le dicen a mis padres que no se vinculasen mucho conmigo.

Diagnóstico : Osteogénesis imperfecta (enfermedad de los huesos de cristal) + Cutis Laxa : Dos tipos de sufrimiento : físico con la OI y psicológico con la CL
Después de 4 años de hospital, biopsias de piel a lo vivo (« carne fresca » !!!!!!, múltiples fracturas = multi tests = cobaya)

1976 :

Los médicos se encarnizaron con mi « caso » y querían intentar una enésima operación, mis padres la rechazaron y tomaron la decisión de sacarme del hospital y llevarme a casa.

La escuela pública no aceptó la responsabilidad de tenerme como alumna, y a los seis años, entré en una escuela privada. Me integré bien.

1982 :

Último año de escuela primaria, un enclavamiento de tibia, « Centro de Tortura de Palavas » del cual salí al cabo de 5 meses de encarnizamiento terapéutico.

Mis padres dijeron «Stop» el día en que me rompí dos costillas durante un examen radiológico y los médicos me querían operar la espalda. Les dijeron a mis padres « que no colaboraban » !!!!

1984 :

Entrada al colegio. La inspección de la academia quería que fuese a un centro adaptado y tuvimos que batallar muchísimo para que pudiese integrarme en un colegio público « normal »…, como todo el mundo.

Los estudios iban bien, pero, llegando a la adolescencia los problemas de relación con los chico empezaron: Mi primer amigo tuvo que romperse la crisma para salir conmigo!!!!!!!

Poco a poco fui viendo que las relaciones amorosas serían difíciles y muy complicadas para mí.

1989 :

Mi entrada en el Liceo Profesional fue objeto de un nuevo combarte.

La Inspección Académica dijo que no había plazas para niños como yo.

Pero tuve la suerte de que el Provisor tomó la decisión y la responsabilidad de acogerme en su establecimiento y así conseguí mi CAP-BEP Comunicación-Administración-Secretariado.

Tenía 19 años.

Relaciones sociales durante mi adolescencia y juventud : Siempre era la buena compañera que ayudaba a hacer los deberes, pero cuando se trataba de salidas jamás nadie me invitaba…...

Mis peticiones de empleo no tuvieron jamás respuesta……. La comisión COTOREP me reconoció una discapacidad del 80 %.

1993 :
A pesar del cariño de mis padres, la soledad de mi vida me pesaba mucho. Decidí dejar Vaucluse para instalarme en Charente donde vive mi primo. Fue aquí donde empecé a implicarme en la vida asociativa.

Septiembre 2001 :
Por primera vez, en la tele, escucho hablar de la Cutis Laxa con el reportaje de Cécile en « Ca se discute ».
Contacto entonces con la familia Boiteux que me dice que conocen otros 5 enfermos en Francia y 3 en el extranjero. Querían crear una asociación y enseguida dije que sí.

Mi vida hoy día
Soy muy activa, incluso aunque no « trabajo ». Formo parte de la comisión de la accesibilidad de los edificios públicos en Charente, formo parte de la Junta Directiva de la Asociación Handisports de Angoulême, participo en la elaboración del Esquema Departamental a favor de las personas discapacitadas en Charente. También soy la secretaria de Cutis Laxa Internacional y como tal soy la representante oficial en el seno de la Alianza de las Enfermedades Raras. Siempre que puedo, asisto a Conferencias, Foros o Congresos a los cuales se invita a la Asociación CLI.

Vivo con los únicos ingresos que me proporciona el AAH.
Mi mayor dificultad es no tener un compañero, la soledad, es decir, ahora que tengo 36 años tengo problemas que no probablemente no tendría cuando era niña……

TIFENN (Francia) diagnosticada en la edad adulta a través de la televisión

Desde ella bien pequeña me di cuenta de que yo no era como los demás niños, la entrada en la escuela me lo confirmó bien rápido, a partir de este momento empezaron los problemas, empecé a plantearme muchas preguntas y empezaron a intervenir los sentimientos de injusticia.

Estando mi madre también afectada, las discusiones con ella en torno a este tema eran muy duras, y ella tampoco sabía que padecíamos una enfermedad pero para ella era un tema archivado y cerrado, era necesario "vivir con ello" y punto. A pesar de ello, me llevó a muchos médicos y cada vez la misma respuesta, "no conocemos esta enfermedad", entonces me enviaron a los dermatólogos, pero la respuesta siempre fue la misma, teníamos como único consuelo, y cito: "cada uno tiene su cruz, hay personas que tiene una nariz grande...... vosotras tenéis las arrugas..."

Lo más duro de vivir con esta enfermedad; es la mirada de los otros, las burlas de los niños pero también de los adultos y... el hecho de no poder vivir en infancia y una juventud normales y encontrarse voluntariamente proyectado en un adulto que se salta una etapa... normalmente la más bonita, la de los encuentros y la despreocupación.

Siendo niña, me trataban de vieja, abuela, bruja, etc... más tarde, cuando crecí las cosas son mucho más sutiles, pero también se pasa mal. Es una enfermedad en la cual hace falta siempre justificarse, en la escuela, en el trabajo, por todos los sitios donde tienes que enseñar el carné de identidad, cada vez que alguien pregunta, ¿cuántos años tiene usted?.

Yo no sé si la gente se da cuenta de hasta qué punto pueden ser hirientes con sus miradas y preguntas pero su asombro insistente es más difícil de justificar sin nombre y sin un conocimiento real sobre el tema.

Finalmente, un bello día de 2001, vi a Cécile en la tele durante el Téléthon y cuando la vi, no puedo explicar lo que sentí, yo, ¡que me creía sola junto con mi madre!, creí verme a mí misma, y enseguida supe que se trataba de la misma enfermedad, rápidamente consulté a la asociación francesa de enfermedades musculares (AFM) para obtener los datos de la familia Boiteux, para ser, por fin, diagnosticada por el profesor Stalder en Nantes.

Hoy en día, conozco mi enfermedad, y siempre estoy aprendiendo a vivir con ella, con sus altos y bajos, mi peor enemigo: el espejo. Pero aparte de esto vivo como cualquier persona, una vida normal, mi enfermedad no me impide abrirme a los demás, tener amigos y un marido que me ayuda mucho en la aceptación de esta enfermedad.

Ahora se me plantea otra cuestión, la de si tener o no hijos sabiendo que tenemos un 50% de riesgo de tener un hijo afectado, ¿debo arriesgarme a tener un hijo con esta enfermedad o bien la vida vale la pena de ser vivida a pesar de todo?....

CONOCER A OTROS ENFERMOS

-1- Jornadas de la Cutis Laxa - La Rochelle (Francia) - 16 Mayo 2006

La pequeña historia de SIMON... de Canadá

"En marzo de 2004, supe que mi hijo de 2 años estaba afectado por el síndrome Cutis Laxa. Aparte del diagnóstico nadie me explicó nada por eso busqué en Internet lo que me condujo a la Asociación de la Cutis Laxa. El sitio web me proporcionó mucha información respecto a la enfermedad. A continuación de eso, sintiéndome aislada y triste le envié un correo electrónico a la Señora Boiteux. Así, a kilometros de distancia, me informó, me acompañó, me tranquilizó para que pudiera aceptar la enfermedad de mi hijo.

Después de varios meses de intercambios de correos electrónicos, en el mes de octubre de 2005, el señor y la señora Boiteux, nos invitaron a mi hijo y a mi a asistir a la Asamblea General Anual de la Asociación Cutis Laxa Internacional en La Rochelle en mayo de 2006. Esta invitación nos va a permitir conocer personas que viven situaciones como la nuestra. Después de 24 horas de viaje y 6 horas de diferencia horaria, Simon, su padre y yo, llegamos felices de poder vivir la experiencia extraordinaria de ver Francia, de conocer personas afectadas de Cutis Laxa y sus familias y de poder participar en la Asamblea.

En mi opinión, todas las personas afectadas deberían implicarse para romper el aislamiento, facilitar la vida de las personas afectadas y para hacer avanzar la investigación en genética. En este sentido, la Asamblea nos ha permitido conocer los objetivos y actividades de los investigadores. Además nos hemos podido dar cuenta de la importancia de las extracciones sanguíneas, puesto que es una pista que se está explorando.

Estamos ahora en el camino de vuelta con muchos recuerdos en la cabeza nuevos amigos en el corazón. Deseo agradecerles a Marie-Claude, Jean-Louis y Cécile Boiteux que nos hayan acogido como miembros de su familia. Gracias 1000 veces, por habernos permitido vivir esta emocionante aventura. Simon ha podido finalmente reconocerse en la cara de otras personas. Esperando poder volver a veros muy pronto."

José y Simón... de Canadá

TIFENN (Francia) "Qué bonito fin de semana...

Poder verse, por fin, de modo diferente que en fotografías y sobre todo intercambiar nuestras trayectorias,nuestra vivencias con gran comprensión y mucha emoción.

Aprender, gracias a los conferenciantes, sobre nuestra enfermedad, sobre la evolución de la investigación y darnos cuenta de que no nos olvidan, de que la investigación avanza y hasta que punto es importante que todo el mundo se movilice, tanto la medicina como los enfermos.

He aprendido también que se debe respetar la elección y el camino de cada uno siendo tolerante.

Durante este fin de semana, me he sentido particularmente cómoda, bien en mi piel, porque me sabía en el seno de personas que conocían mi enfermedad, y no he tenido que justificarme sobre mi edad, mi diferencia y eso es algo que de veras aprecio.

Es por eso que es importante dar a conocer las enfermedades raras, para ayudarnos vivir más facilmente porque pienso que es también gracias a la información como llegaremos a cambiar la mirada y la crueldad de la gente.

Este fin de semana me ha hecho mucho bien en el plano moral. Me voy con las pilas cargadas, más segura de mí misma,, más motivada quizás también a implicarme.

Después de un fin de semana así las despedidas están también, llenas de emoción, nos replanteamos todo lo que hemos vivido desde nuestro primer encuentro, que acabó con el aislamiento. Despedirnos es también decir adios a amigos muy queridos y esto no se puede expresar con palabras porque todos hemos hecho un lazo que nos une, estos genes, que hacen que pertenezcamos de alguna manera a la misma familia.

Por todo ello, Cutis Laxa Internacional debe continuar su camino, juntos... por nosotros pero también por todos aquellos que tendrán necesidad de nosotros. Ojalá ellos tengan pronto la suerte de encontrar también a su familia."

-2- Jornadas de la Cutis Laxa – Paris (Francia)- 9-10 Mayo 2008

MAVERICK (Australia) Nuestro viaje para ver la Torre Eiffel

Kaitlyn, Maverick y yo partimos a París con Singapore Airlines para que Maverick conociera a otras personas afectadas por la misma enfermedad de la piel que él.
Los aviones eran muy grandes y había pequeñas pantallas en el respaldo de los asientos. También había auriculares y un teclado de control que permitía elegir lo que cada uno quería ver o jugar con una Nintendo.

Hicimos una escala en Singapur. Nuestro primer vuelo duró 8 horas y el segundom12 h. Maverick se enfadó un poco durante el 1er vuelo y tuvo dolor de oídos durante el descenso y el aterrizaje. Kate estaba muy excitada de coger un avión por primera vez en su vida.
Cuando llegamos al aeropuerto Charles de Gaulle de París, la primera cosa que vimos fue un Mc Donald's. Al menos conocíamos el menú.
Desde la ventana de nuestra habitación, en el Hotel Brancion, podíamos ver las calles. Era muy divertido mirar allá abajo y ver a la gente ir y venir. Todo el mundo hablaba francés, pero yo no conozco este idioma y tuvimos que utilizar el « lenguaje de signos » y señalar con el dedo lo que queríamos.

Maverick conoció a niños que se le parecían mucho. Estaba Simón que venía de Canadá, Karl de Alemania y Vicen de España. Dos hermanas que venían de Inglaterra también estaban allí. ¡Hablábamos su mismo idioma!. De todas maneras, aunque los niños hablaban lenguas diferentes, jugaron muy contentos todos juntos. ¡Las sonrisas hablan todas las lenguas!.

Todas las casas en París son muy altas y tienen buhardillas. Hay puentes magníficos sobre el Sena.

Pudimos disfrutar de una Cena-Crucero, con vistas a Notre Dame y a muchos puentes con magníficas estatuas. Lo más extraordinario de todo fue poder ver la Torre Eiffel cuyas luces centelleaban en la noche. Cuando fuimos a ver la Torre Eiffel durante el día, quedamos boquiabiertos al ver lo alta que es. Hicimos fotos para enseñárselas a nuestros amigos. Mav y Kate fueron en tiovivo. Comimos deliciosos helados.

En su origen, la Torre Eiffel se construyó para la Exposición Universal de París en 1889 y es el monumento más alto de París. Alrededor de 81 pisos!!!!!!!!. Lleva el nombre de quien la construyó: Gustave Eiffel. Al final de la Exposición, los parisinos decidieron que les gustaba mucho que fuera un punto de referencia, tanto que decidieron preservarla. Subimos las escaleras hasta el primer piso porque la cola era demasiado grande y, justo después de la visita a la Torre, teníamos que ir a la visita médica. Hay 328 escalones justo hasta el primer piso y todavía hay 340 más hasta el segundo.
En lo alto de la Torre Eiffel hay una enorme luz que gira como un faro, pero no es un verdadero faro. Es simplemente para que la gente de París vea la brillante Torre.

La comida es deliciosa en Francia, no me parece tan cara como en nuestro país. Cortan la carne de forma diferente. No hay leche fresca. He podido comprar leche de larga conservación pero no tiene tan buen gusto.

http://www.tour-eiffel.fr/teiffel/uk/ludique/espace_enfant/index.html, he ahí un lugar para visitar y para aprender más sobre la Torre Eiffel.

Hemos conocido gente maravillosa y ahora tenemos verdaderos amigos en el mundo entero. Estábamos muy cansados cuando volvimos a casa, pero tenemos muchos recuerdos que guardaremos para siempre.
Donna, Kate y Maverick

TIFENN (Francia) la emoción es siempre muy grande

En cada encuentro la emoción es siempre muy grande, en cada encuentro nos miramos, nos abrazamos, no hay necesidad de palabras para comprender toda la intensidad de los sentimientos.

He encontrado la Jornada Informativa muy interesante y los conferenciantes muy simpáticos, claros y humanos. Lo que más me ha gustado ha sido el tema de la parte psicológica de los afectados y su entorno.

Me gustó mucho escuchar que, para muchas personas, es necesario un tratamiento psicológico, no importa el grado de afectación que tengan. Por lo que a mí me afecta, a menudo he tenido que escuchar: « *Hay cosas peores, puedes vivir con eso, puesto que no es mortal no tienes gran cosa* »; no, pero parezco justo como si tuviera 20 años más y en nuestra sociedad en la que todo está basado en la apariencia, la juventud... es muy fácil decir según qué cosas. Me gustaría verlos a ello en mi lugar, ellos que lloran ante cualquier granito que les sale en la nariz o cualquier pequeña arruga que aparece (lo siento, pero necesito desahogarme). Es verdad que algunos casos son más difíciles que otros, lo reconozco, pero no hay grados para los insultos y las bromas pesadas.

El resentimiento y el sufrimiento moral, sobre todo, cuando uno es niño, en mi opinión, es el mismo.

Resumiendo, siempre me han banalizado, minimizado, y en muy raras ocasiones han entendido mi enfermedad, por eso he llorado mucho durante la intervención de la Dra. Bodemer, tenía la impresión de que hablaba de todo lo que me he tenido que « tragar » durante años: « Tienes derecho a sufrir, no es que no sea nada, tienes derecho a que te escuchen y te ayuden ».

El testimonio de Nathalie, muy desgarrador, muy corto, siempre con una dosis de humor.

¡Qué recorrido..... también qué fuerza y mucha emoción!....

Me ha gustado cuando ella decía « no me voy a pasear con una pancarta para decir mi edad, soy quien soy, sea lo que sea lo que tenga ». Es lo que tendría ganas de hacer. Muchas veces me hago la siguiente reflexión: Pero si soy joven también, soy como vosotros. De hecho es como estar encerrado en otra persona, nos gustaría que nos vieran como somos verdaderamente y no como la imagen que nos envía el espejo

Duro el paso por la ética y la elección de tener o no hijos....... Esto conlleva muchas cosas......

Por eso es necesario hacer llegar nuestro mensaje, es la forma en la que llegaremos a cambiar la mirada de los demás. Como digo a menudo, hay mucha más ignorancia que maldad; la gente es mala cuando no sabe.

Muchísimas gracias a Marie-Claude y a todos los demás por toda la energía que empleáis en la asociación, gracias por hacernos salir del aislamiento, por permitir que nos conozcamos. Gracias a todo el sacrificio que hacéis la investigación avanza y nos permite tener esperanza tanto para nosotros como para nuestros hijos.

SIMON (Canadá)

¡Hola a todos!
He aquí algunos de nuestros recuerdos de la Asamblea. Fue una alegría inmensa volver a veros y una enorme tristeza el tenernos que despedir. Afortunadamente quedan las fotos.
Un gran abrazo a todos. Josée

MAGALI (Francia)

¡Hola, Marie-Claude!
Pensaba en vosotros, pero os habéis adelantado... Perdón por mi silencio. Me ha hecho falta un poco de reposo. Sé todo el trabajo que ha hecho falta. No he hablado de vuestra dedicación, pero es algo maravilloso que exista la asociación. Hay una cosa de la que estoy absolutamente segura, el beneficio que nos da, os reiréis, pero es un alivio incuantificable, lo que me pregunto instintivamente es si tal crema X no será la respuesta a mi/nuestro problema. Me divierte constatar mi alivio, puesto que era agotador. Hablando en serio, ahora veo la vida de manera diferente : como ya he dicho: « sea lo que sea de lo que está hecha la vida, continuemos aprendiendo ». Había perdido un poco esta noción y es una gran parte de mi equilibrio, de mi esperanza.

VICENTE (España)

¡Hola, Sra. Boiteux ! He recibido su mensaje pero no he tenido tiempo para responderle. Perdón. Mi mujer Begoña y yo estamos muy contentos de nuestro viaje a París con motivo de las Jornadas de la Cutis Laxa.
Podemos recoger tóners y cartuchos de tinta en mi trabajo para reciclar y podemos enviar el dinero a la asociación regularmente, le informaré en mi próximo e-mail. Les envío las fotos de nuestra estancia en París y el cuestionario que nos enviasteis.
Con todo mi cariño Vicente H. G. J.

NIAMH e ISABEL (Gran Bretaña)

¡Hola, Marie Claude!, espero que todo vaya bien. Estoy llena de recuerdos felices de París que permanecerán en mi memoria para siempre. Mi amigo y yo empezamos a hacer recogidas de fondos en las fiestas locales y necesitaríamos material para promover la asociación ¿qué podemos hacer?.

Saludos cordiales. Trudy

MAVERICK , su mamá , DONNA y su hermana KAITLYN (Australia)

¡Hola a todos !. Justo unas palabras para deciros que estamos bien y que intentamos retomar la vida normal. Kate, Mav y yo hemos apreciado muchísimo nuestra estancia allende los mares. Hemos visto tantas y tantas cosas, y hemos aprendido tantísimas cosas nuevas. ¡Esta experiencia nos será superútil para futuros viajes! . Por ejemplo, que la estancia sea en Hoteles tipo Fórmula 1. No son caros y son muy limpios. La otra cosa es tener un plan e itinerarios. Un viaje bien organizado está tan bien.

Parece que Mav va mejor en la escuela puesto que, estando atenta a sus progresos, lo animo en su trabajo escolar. Voy a la escuela con él dos veces a la semana y una vez a la semana trabajamos en casa. Intento enseñarle a no distraerse ya que cuanto mayor es, los estudios son más difíciles. He aprendido muchas cosas sobre el comportamiento de Maverick durante nuestro viaje y esto ha mejorado mucho tanto nuestra relación como su comportamiento en la escuela. Conocer a otros niños con las mismas dificultades le ha ayudado a adaptarse mejor. A pesar de que ahora echa de menos a todos sus nuevos amigos.

Katie ha adquirido seguridad desde nuestro viaje. Tiene muchas más seguridad en sí misma pues tiene muchos temas de conversación interesantes con sus compañeros y muy buenos recuerdos para compartir con sus amigos.

Por lo que a mí respecta, todavía estoy intentando volver a la vida cotidiana puesto que mi reloj interno ha estado un poquillo afectado por el viaje. ¿Será una cuestión de edad?.

Dion y cristal, que se quedaron con mi madre, estuvieron muy bien mientras nosotros estuvimos en Francia, pero ahora están un poco mimosos y Krystal quizás tiene algunos “accidentes” más que antes pero están contentos de que hayamos regresado.

Gracias a todos aquellos que me han ayudado durante mi viaje. A Cutis Laxa Internacional, a los que nos han ayudado con su dinero para el viaje, a los que nos han abierto su casa, los que han firmado los papeles, los que han cuidado nuestros hijos y todos los amigos con quienes hemos pasado tan buenos momentos en París. Gracias a todos. Con todos nuestros pensamientos y amistad, Donna y sus hijos.

-3- Jornadas de la Cutis Laxa – Saint Louis (Estatos Unidos)- 20-21 Junio 2008

NATHALIE (Francia) Mi viaje a Saint-Louis, MISSOURI, Estados Unidos.

Este viaje estuvo lleno de grandes emociones por múltiples razones. Para empezar, para mí era la primera vez que cogía un avión y el 1er despegue puso mi estómago al revés, a pesar de que la vista desde lo alto es espléndida. Confieso que, después de 12 horas de trayecto, me puse muy contenta al poder pisar tierra. Marie-Claude y yo llegamos al Hotel el jueves 19 de Junio a las 19,30 horas (2,30h. de la mañana en Francia). Las familias americanas, que habían organizado las tres jornadas en Saint Louis, estaban esperándonos en el Hall del Hotel. Éramos una decena de afectados. Desde la 1ª tarde, conocí a Laura de 21 años que tenía la misma particularidad en sus manos que yo. Fue muy apabullante poner nuestras dos manos juntas y constatar sus similitudes. El viernes, teníamos una cita en el Hospital de Saint Louis con el médico e investigador Zsolt Urban para una jornada de consulta Cutis Laxa, muchas pruebas como biopsias de piel, electrocardiograma, extracciones de sangre, fotos, esto nos hizo venir a la memoria recuerdos de la infancia, en lo que a mí respecta mi primera biopsia de piel me la hicieron a los 5 años y en aquel momento se hacía sin anestesia local. Zsolt Urban es un médico muy gentil y muy humano, y su equipo lo mismo. Me invadió una gran emoción cuando Zsolt Urban me confirmó que solamente tenía una Cutis Laxa, siendo un caso atípico hasta este momento, en nuestros registros no teníamos ningún caso que tuviera mi misma fragilidad ósea, pero él sí que conocía 2 casos en Holanda. Es cierto que después de 36 años de peregrinaje diagnóstico, me sentí tranquilizada y me sentí menos sola. El sábado por la mañana se celebró la Conferencia sobre la Cutis Laxa con Zsolt Urban y todo su equipo, el neumólogo, cardiológo, Marie-Claude también intervino para hablar de nuestra asociación Cutis Laxa Internacional y ver las modalidades de crear una « rama » en los EEUU. A continuación compartimos juntos un lunch. El sábado, después de comer, tuvimos un rato libre que aprovechamos para descubrir un poco Saint-Louis con Patti, la mamá de Marissa.

El sábado por la tarde, nos volvimos todos a ver, incluido Zsolt, y compartimos nuestra última comida, « típicamente americana », todos juntos Fue un momento muy agradable para compartir momentos de nuestras respectivas vidas. El domingo por la mañana, fue la hora de las lágrimas y de la despedida de las familias americanas que han sido muy amables con nosotros.

Acabaré diciendo que nuestra enfermedad es rara pero tenemos la suerte de poder contar con médicos e investigadores franceses y americanos de una rara gentileza y de un gran humanismo. Una enorme gracias a ellos y "gracias" a las familias americanas.
« Thank you », Nathalie

PATTI, mamá de Marissa (Nueva Jersey)

Querida Marie:
Espero que Nathalie y tu hayáis regresado a Francia sin problemas. ¡No sé cómo explicar mi encuentro con vosotras!. Los esfuerzos que haces en nombre de las personas con Cutis Laxa son incomparables, igual que la alegría de vivir de Nathalie teniendo en cuenta todas las dificultades que debe afrontar en el aspecto médico. Tenéis un coraje y un energía contagiosas. Después de conoceros he experimentado que era una experiencia que iba a cambiar mi vida. ¡Gracias, Gracias, Gracias!. ¡Suerte, y espero volveros a ver algún día a las dos!

LEANN (Texas)

¡Hola, Marie!
Me gustaría agradeceros haber organizado un encuentro tan maravilloso como el del fin de semana pasado. No me imaginaba que aprendería tantas cosas y que podría conocer a tantas personas con la Cutis Laxa. Estoy muy impaciente esperando los resultados futuros de las investigaciones que realiza el Dr. Urban y creo que los médicos harán importantes avances con el programa de investigación.
¡Gracias por todos los esfuerzos y el tiempo que nos dedicas!. ¡Aquí en USA los apreciamos de veras!.
Cuídate. Leann

LAURA y su mamá, SUSAN (Oklahoma)

Mi muy querida Marie:

Justo unas pocas palabras para agradecerte todo lo que has hecho, no solamente para que las Jornadas de Saint Louis se realizaran, sino también para que tuvieran el éxito que han tenido, de veras que no encuentro palabras que expresen cuanto apreciamos tus esfuerzos, y también los de Jean-Louis. Verdaderamente eres como un regalo del cielo para todos nosotros afectados por la Cutis Laxa.
Te adjunto las fotos, espero que te gusten. A Cécile le han gustado mucho sus « Lucky Charms », ¿le has dado el osito de peluche que te di para ella ?. No te olvides de que el jarabe de arce se pone sobre los crepes o el pan tostado… se extrae de los arces de Vermont. Quería enviar las fotos a Nathalie pero no encuentro su dirección e-mail. Si pudieras decírselo, te lo agradecería.
Con toda mi amistad a las dos. Susan

-4- Jornadas de la Cutis Laxa – Lyon (Francia)- 15 Setiembre 2011

CLI-Infos N°18 – Diciembre 2011

……Reencuentros o nuevos encuentros, la llegada de cada uno estuvo repleta de emociones, y de besos y abrazos. A algunos asistentes, en pleno desajuste horario, no les quedó más remedio que ir a acostarse. Otros pudieron aprovechar el tiempo que era muy agradable para instalarse en el jardín del CISL donde estabamos alojados. Los niños comenzaron a jugar juntos, los que ya se conocían iban haciendo entrar a los nuevos en la « panda ». Nos juntamos por la tarde para compartir la cena. La terraza y el jardín acogieron enseguida a aquellos que deseaban charlar antes de acostarse… no demasiado tarde puesto que la jornada del viernes iba a ser muy completa. Alrededor de 70 personas, enfermos, familias, médicos, investigadores, socios, se encontraron durante estas 4ª Jornadas. Era la primera la reunión mundial de personas afectadas por la Cutis Laxa…….
….La 2da jornada en algunos momentos fue larga, difícil, sobre todo para algunos enfermos que esperaban una respuesta de los médicos y ésta no siempre se correspondió con sus esperanzas y expectativvas. La investigación sobre la Cutis Laxa todavía es todavía muy joven, balbuceante en ciertos aspectos. Los médicos y los investigadores están lejos de saberlo todo sobre esta enfermedad tan rara. Es necesario tener mucha paciencia. El conocimiento y la investigación avanzan a un ritmo muy lento.

De vuelta al CISL, todos pudimos descansar, detenernos, compartir momentos con los demás enfermos, las demás familias. Los niños tuvieron una sesión de video después de la cena. La noche se prolongó de nuevo en el jardín con gran alegría de pequeños y grandes.....

......Teníamos todos necesidad de este gran momento de alegría para concluir unas jornadas tan llenas de fuertes emociones. Hubo de todo, una buena cena, un número de circo, música y danza, todos los ingredientes de una fenomenal velada.
Las despedidas son siempre difíciles. Nos teníamos que separar sin saber cuándo nos volveríamos a ver. Seguro que con los medios de comunicación actual : Internet, facebook, etc...pero estos medios nunca sustituirán al cara a cara. Hemos vivido 4 días muy intensos, llenos de emociones muy fuertes. Nos vamos con el corazón lleno de estos recuerdos y con algunas fotos para recordarlos con viveza. Nos hemos llenado de energía para afrontar los días, los meses y los años que vienen. No estaremos nunca más solos, así lo hemos vivido y esto es un regalo inmenso.

Mensaje de Cecile a la Presidenta, su madre, con ocasión de estas jornadas y del 10º aniversario de la asociación, en nombre de todos los enfermos

« Querída Mamá, mamaíta de todos
Hace diez años que, con papá, empezasteis esta historia tan bonita
Desde que él no está ya aquí, tú no has parado de apoyar con todas tus fuerzas, con todo el corazón y con toda el alma a esta gran familia Cutis Laxa Internacional... Qué cosas más bonitas has hecho en todo este tiempo y si tú no hubieras estado ahí, nosotros estaríamos hoy aquí...Me acuerdo todavía de las noches enteras que has pasado trabajando con tu ordenador, investigando, buscando otros enfermos para que no se sintieran nunca más solos.
Trabajando con los médicos para que pudiéramos mantener esperanza en que un día se encontraría un remedio para esta enfermedad
Buscando subvenciones, pues desgraciadamente sin ellas no seríamos nada hoy.
Pero sobre todo siempre has encontrado las palabras para no dejarnos con el miedo, con la angustia y con la soledad. Y sin importar qué hora del día o de la noche. No existen nombres suficientes para describir todo lo que tú has hecho por todos nosotros !!
Simplemente Gracias mamá, Gracias Marie-Claude, Gracias Marie, Gracias Sra. Presidente
Gracias a ti ya no estamos solos y no tenemos miedo,

Gracias a ti no somos solo 8 pequeñas familias sino 185 que tenemos la fuerza para combatir
Gracias a ti la esperanza está en cada uno de nosotros
Gracias a ti estamos aquí hoy todos juntos
Pero sobre todo gracias por tu amor y tu devoción, tú has señalado el camino, no hubiéramos podido seguir tus huellas, todos juntos, para que esta historia de amor crezca todavía más.
Te queremos mucho, con todo nuestro corazón Marie-Claude! »

-5- Jornadas de la Cutis Laxa – Annecy (Francia)- 5-8 Mayo 2016

Testimonios de los enfermos y de los padres

JONNY, Suecia

Somos de vuelta en nuestra casa. Viajamos a través de regiones magníficas de Francia, Suiza, Alemania, Dinamarca y Suecia. Nuestros adorables gatos nos acogieron sobre las marchas para nuestra llegada. Se preguntaban cómo había pasado nuestro viaje. Les respondimos que era maravilloso, emocionalmente rico y muy muy agradable de encontrar a vosotros todos de CL-Internationale. Ahora hay que hacer la selección lleno de sentimientos y de pensamientos. Sin embargo, usted debe saber que es con mucha gratitud que repensamos en los días de Annecy. Muchas gracias para su compromiso cerca de nosotros que tenemos un diagnóstico CL. Organizar estos encuentros es un trabajo enorme. El trabajo que usted y su familia hicieron representa un esfuerzo inmenso para nosotros que tenemos el CL. De nuevo: gracias para estos días maravillosos en maravilloso Annecy.

LAURA, Estados-Unidos

¡ Pasé una estancia maravillosa en Francia! Encontré a gente verdaderamente extraordinaria y vi de nuevo a mi familia CL otra vez. Es increíble cómo tantas personas que viene tantos países pueden ser emocionados unos por otros del mismo modo. Estoy contenta de haber venido y no es uno "Hasta la vista", es uno "Hasta pronto".

KAREN, Mamá de KATY, Estados-Unidos

Encontrar otros enfermos CL fue una experiencia TAN importante para mi hija y yo. Soy tan feliz para Katy y Cécile porque necesitaban encontrarse en este mundo vasto. El lugar donde estábamos, el alimento que comimos, todo era de primer orden. Ningunas palabras pueden expresar nuestros sentimientos en lo más hondo de nuestros corazones volviendo a nuestra casa; felices de haberse hecho de amigos tan buenos y triste de haber de separarse. Todo lo que usted y la Asociación hechas es tan necesaria para los enfermos y sus familias. Usted les da la esperanza; usted les da un amor incondicional, y usted quebranta el aislamiento que deben sentir. ¡ Le queremos mucho, usted y su familia y esperamos con impaciencia de volver a verse todavía y todavía!

KAY, Mamá de ALANA, Nueva Zelanda

Quiero decirle uno mil gracias a ellos todos para haber colocado un fin de semana maravilloso para la Familia Cutis Laxa. A través de todas las actividades propuestas, era evidente que usted había puesto todos sus esfuerzos para que las necesidades individuales de cada participante sean satisfechas. Desde el momento cuando le encontré en el aeropuerto de Ginebra, me sentí acogida e incluida y aprecié su hospitalidad. Era muy particular de encontrar un grupo de gente tan gentil y atenta, de compartir nuestras experiencias y de enterarse más sobre de Cutis Laxa. Guardo dulce recuerdos de este fin de semana y de toda la gente increíble a la que encontré. Gracias muchísimo.

MIREILLE, Francia

¡Verdaderamente he sido encantada de todos encontrarse! ¡ Ustedes todos fueron formidables y verdaderamente no siento haber venido y finalmente hasta encontré que no habíamos tenido bastantes tiempo para poder hablar unos con otros, pero bono la vez próxima espero! ¡ Gracias todavía a los organizadores (la familia Boiteux con todos sus miembros qué todos fueron formidables) y los interventores que también fue a nuestra camada y respondió con una gran gentileza a todas las cuestiones que se podía ponerse! ¡ Estoy orgullosa de pertenecer a esta gran familia qué me dio más calor humana y ternura que que mucha gente de mis allegados! ¡ Una amiga me dijo que había vuelto resplandeciente! ¡! ¡! ¡!!

Testimonios de los Interventores y de los Participantes

Sr PAUL DE BREM, Moderator

Fui feliz de encontrarme con personas, enfermos y miembros de la familia, abiertos, sonrientes, valientes, que tienen sólo una voluntad, continuar morder en la vida. He sido encantado de poder ser útil para el buen desarrollo de sus días. Los encuentros que me permitieron hacer, la profundidad humana de los intercambios, su satisfacción para el trabajo consumado me recompensan

Sra DOMINIQUE MULLER, Intérprete-Traductora

Acabo de volver de Francia dónde fui Traductora / intérprete para un grupo de personas que viven con una enfermedad extremadamente rara llamada Cutis Laxa. Es una enfermedad de los tejidos elásticos y pues su expresión más flagrante está sobre la piel: los jóvenes niños dan el aire de edad, su cara es arrugada. La enfermedad perde también alcanzar el corazón, los pulmones, los vasos sanguíneos, los ojos y mucho más todavía. La sola Asociación para esta enfermedad es Cutis Laxa Internationale: existe desde hace 15 años y es en contacto con 300 enfermos en el mundo entero - es tan raro como esto. Pues era tanto más importante que 17 enfermos puedan encontrarse y tener la oportunidad de conocerse, reconocerse y de enterarse de eso más sobre las últimas investigaciones, etc Algunos días fabulosos cuando similitudes y semejanzas han sido asimiladas y la naturaleza humana valorizada. Ver un niña preadolescente progresivamente soltar la presa y bastante sentirse en confianza para expresarse----bailar; observar los intercambios entre un enfermo mucho más de edad y los padres de un joven chico----de repente capaces de contemplar un futuro para su niño; asistir a la explosión de una nueva amistad transatlántica que cambia la vida de dos jóvenes mujeres; Waouh ... Era verdaderamente impresionante de poder facilitar los intercambios en el seno de esta red humana. Con toda mi amistad.

Dr BERT CALLEWAERT, Investigator, Interventor

" Gracias por su organización excelente de esta conferencia. "

Dra MICHELLE MURROW, Investigatora, Interventora

¡ Qué éxito! No puedo decirle cuánto era maravilloso para mí de encontrar a las familias que eran presentes.

Es una experiencia que enriqueció mi vida al nivel personal, y enriquecerá también mi futura vida profesional de consejero en genética.

Dra MARIE-HELENE BOUCAND, Doctora en medicina, Doctora en Filosofía, Interventora

Vuelvo del país de CutisLaxa ... dos días paradisiacos

Sr ALAIN BOISSEAU, Psicólogo Conductista, Interventor

Toda su vida el hombre sufrirá de una paradoja: una necesidad de pertenencia, al mismo tiempo con una necesidad de singularidad. Pasará su existencia cultivando o sea los signos, las prendas de pertenencia o sea de las marcas de su singularidad. La limitación doble hace loca nos dice Batson.
¿ Entonces faire, cómo hacer, sobre todo cuándo una de estas singularidades es una singularidad sin la que se habría pasado bien, quiero decir ser portador de cutis laxa?
Mi dueño nos dice " no burlarse, no lamentar, no maldecir sino comprender " he aquí el secreto que lleva a la alegría. Este 6 y 7 de mayo sobre los bordes del lago de Annecy, profundamente sentí esta paradoja: mi singularidad, un casi anónimo en un grupo donde mucha gente se conocía, mi desconocimiento de esta enfermedad el CL, mi percepción, además del mundo por la escucha de lenguas venidas por otra parte, ...
Pero pude sentir muy rápidamente esta pertenencia a la gente de los humanos por el calor y la calidad de las personas presentes. Pude encontrarme como en una familia, por la pertinencia y la facultad que tuvieron todos estos sabios que hay, que poner a mí, a nuestra disposición todo el avanzada de los conocimientos científicos más puntiagudos sobre el CL, como hermanos mayores que harían compartir con mucho gusto su conocimiento a los más pequeños por la tarde en el momento de la comida familiar. Y qué decir sobre estos momentos de convivialidad, totalmente unidos en el deseo de tomar el placer, de compartir, gracias a ellos todos.

Dr PASCAL SOMMER, Investigador, Esta reunión Cutis Laxa es un momento único para un investigador

Esta reunión Cutis laxa es siempre un momento único. Así como para cada encuentro, puedo medir la intensidad de los sentidos de cada uno, entre inquietud y placer de encontrarse, entra postura en común de sus singularidades o descubrimiento para los recién llegados.
El primer punto que me golpeó en el momento de esta reunión concierne a la materialización de las investigaciones sobre la genética. El conocimiento de los genes afectados modifica nuestra mirada. Simplemente no es más una situación que es revelada por un diagnóstico en resumidas cuentas bastante frágil (piel floja); es la posibilidad de reagrupar a personas. Y de poder hablar con ellos de sus problemas. Así, la voz de cada uno se vuelve audible. La suma de las voces da la fuerza para construir una historia. Y es en la historia que podemos trabajar ahora, nosotros los investigadores. Y es gracias a la experiencia partida que podemos avanzar.

Los investigadores no son pues más delante de casos particulares, raros y heterogéneos, sino delante de familias recientemente arregladas sobre una herencia genética partida. Encontraremos así características comunes que son hechas comprensibles por el conocimiento del gen.
Sin embargo, la autentificación de un gen alterado no explica todo. Así como en todas las familias, las diferencias son presentes; hay que comprenderlos. Y esto hizo bien de abandonar un poco la genética y la medicina para interesarse por el comportamiento. Hay que trabajar el espíritu y la sensori-motricidad cuando el cuerpo se tuerce. Hay que investigar en cada uno de los recursos enmascarados. Esto no cambiará posiblemente nada en el tratamiento de las patologías, sino esto puede cambiar la mirada sobre sí y sobre Otro y la eficacia de las soluciones que vienen.

Por supuesto, el investigador siempre es tendido hacia el descubrimiento. Encontrar un medio de curarse, o por lo menos de suavizar la picota de un cuerpo que no se pliega a las leyes normales de la mecánica. Esto ha sido evocado en el momento del encuentro. Puertas se abren. Vacilamos, no nos atrevemos creer en a eso, queremos verificar y validar. Esto lleva tiempo, demasiado tiempo. Pero progresamos. Posiblemente demasiado lentamente, pero progresamos a pesar de todo. Y necesitamos la energía almacenada en el momento de estos encuentros para alimentar nuestra tensión de investigador y para subir nuestras experimentos y desarrollar proyectos que serán a veces estériles pero algunas veces ganadores.

Entonces para acabar, gracias a esta bella comunidad, y gracias a esta familia increíble Boiteux que nos organizó este momento maravilloso.

Sra Marie-Claude BOITEUX, Presidente Cutis Laxa Internationale

Estimadas familias, estimados amigos, estimados adherentes y donadores, Señoras y Señores,

Antes de arar este primer día, quiero dar las gracias primero al Dr Paul De Brem por el interés que ha dado a este día aceptando de ser el animador/moderador. Gracias a los « locos sabios » que han sabido tan bien encargarse de los niños esta mañana, con actividades científicas adaptadas.

Gracias a todos los intervinientes, Dr Maxime Etienne, Pr Zsolt Urban, Dr Bert Callewaert y Dr Romain Debret, que han venido a compartir sus conocimientos y los resultados de sus búsquedas. Gracias a Marie-Hélène Boucand, Alain

Boisseau y Yanne Louys-Elizon, por haber animado este tiempo particular de intercambios esta tarde. Sin ellos, no estoy segura que la Palabra hubiera sido tan bien liberada. Gracias a los profesionales que están presentes, me conmueve que hayan cogido de sus tiempos tan preciosos para venir a conocernos. Gracias igualmente a Groupama cuya Fundación y Federaciones locales nos han permitido aportar este año una ayuda financiera importante a los enfermos deseosos de estar presentes, cualquier sea sus países de origen.

Gracias a todos vosotros por haber venido a compartir estos días con nosotros. Hoy son más de 60 personas concernidas por la Cutis Laxa que se reúnen en Annecy. Para muchos de vosotros es la primera vez que conocéis otros enfermos y sé cuánto esto es conmovedor. Para otros, es alegría de tener la ocasión de volverse a ver. 12 países están presentes : Argelia, Alemania, Australia, Bélgica, Francia, Gran Bretaña, Libano, México, Mongolia, Suecia, Estados Unidos y Venezula.

Pienso igualmente en todos los que querían venir pero que han renunciado tras los eventos trágicos de Paris y Brusselas.

La primavera 2016 quedara en nuestros pensamientos con hermosos recuerdos porque ha habido dos tiempos de encuentro, momentos tan importantes para los enfermos.

El primero se ha desarrollado en Estados Unidos con jornadas clínicas organizadas por el Pr Zsolt URBAN y su equipo del 17 al 19 de Marzo 2016. Este año, eran más especificamente dedicadas a la forma Autosomale Recesivo del Tipo 2. Como siempre, estos días han permitido a los enfermos isolados hasta aquí, de conocer otros enfermos, otras familias, para vivir juntos un momento mágico. Quiero compartir hoy con vosotros algunos comentarios de los participantes de esas jornadas americanas:

« Me fui con el sentimiento de haber obtenido respuestas »
« Antes, nunca había conocido a alguien que tenía la Cutis Laxa y ahora es tan reconfortante de simplemente saber que existen personas que tanto se parecen »
« Hemos pasado la noche a compartir notas, a hacer listas de nuestras características diversas y únicas y de nuestras operaciones quirúrgicas. Es tan bueno estar con personas que comprenden ».

Y además no puedo faltar de contaros como estas jornadas han permitido a un niño de 7 años de comprender de donde venía su enfermedad. Así es como él lo explicaba a su hermano mayor: *« Mamá tiene la Cutis y Papá la Laxa, mezclas los dos y aquí estoy! ».*

Hoy estamos compartiendo las quintas jornadas de la Cutis Laxa y sé que siempre serán igualmente para todos vosotros un momento tan preciado de intercambios y de recopilación de conocimientos sobre la enfermedad. Acabamos de vivir un día muy rico en informaciones sobre las avanzadas de la búsqueda y una tarde de intercambios fuertes en emociones.
Nos quedan todavía lindos momentos que compartir: esta noche, una cena-crucero sobre el lago para descansar;
Mañana por la mañana, trabajaremos todavía un poco con nuestra Asamblea General Anual, a la cual estáis todos invitados, antes de una simpática visita de la vieja ciudad en forma de un « juego de pistas ».

Les digo entonces hasta luego y os deseo a todos un hermoso día.
Marie-Claude BOITEUX, Presidenta.

CUTIS LAXA INTERNATIONALE (CLI)

¿Quién es?

Nuestra **asociación nació el 11 de noviembre de 2001**, por la voluntad de Marie-Claude y Jean-Louis Boiteux, padres de Cécile diagnosticada Cutis Laxa en 1992.
Los **objetivos** de la época, nacidos de su propio vivido frente a la enfermedad, siempre cubren **las necesidades** hoy **de enfermos y sus familias**:

- **Romper su soledad,** inducida por la rareza de este síndrome ;
- Laborar de común acuerdo con **mundo médico** y científico para hacer adelantar en el conocimiento y la **investigación** ;
- **Hacer conocer** y reconocer **la enfermedad,** desconocida incluso a menudo desconocida, a través del mundo ;

Hoy, somos siempre la **sola asociación en el mundo.** Desde ahora 19 años, CLI permitió, ya, a **422 enfermos** (en el 1 de junio de 2020) y sus familias conocerse, de comunicar y de compartir sus experiencias de vida frente a la enfermedad. Pero, **a las 4 rincones del mundo**, enfermos y sus familias son todavía aislados.

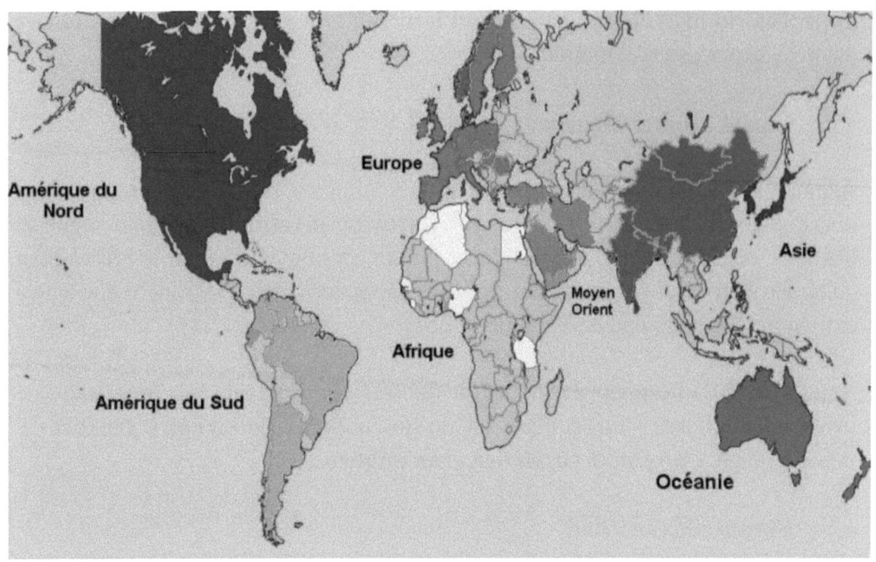

« Nadie puede cambiar su piel, Cada uno puede cambiar su mirada.»

¿Cuáles acciones?

- **Contra la Soledad**

Los " Días Cutis Laxa ": sobre 2/3 días, organizamos reuniones, conferencias médicas, tarde recreativa, encuentros……. Seriedad y descanso, todo conjunto, enfermos, familias y médicos. Estos días son **un momento fuerte en la vida de todos los participantes**, porque permiten además estar solas, por fin, y de tener contactos privilegiados con los investigadores y los médicos presentes.

En 16 años de existencia, pudimos financiar sólo 5 (alojamiento, restauración, gasto de transportes de los enfermos), sino gracias a estos " Días CLI ", **61 enfermos**, cuyo **33 venida del extranjero** pudieron venir a Francia y romper su soledad.

La rotura de la soledad se hace también al diario a través del Grupo Privado a Facebook del que cada uno puede ser miembro, si lo desea, desde su primera toma de contacto. También estamos en la escucha de todo problema o interrogatorio individual y hacemos el lazo entre los enfermos y nuestra red de médicos expertos en el mundo.

- **Con el Mundo Médico**

Además de **la postura en contacto** entre enfermos y médicos, ayudamos a los investigadores en el marco de sus **proyectos de investigación**, tanto según el plan del censo y según el plan de la puesta en contacto como sobre el plan administrativo y legal, tanto en Francia (laboratorio IBCP-Lyon) como en el extranjero (Universidad de Pittsburgh-USA).

Yendo de "0", después de **19 años de trabajo intenso**, los programas de investigación sobre Cutis Laxa permitió descubrir **11 mutaciones genéticas** y poner a punto **1 producto cosmético gran público.**

- **Frente a la Sociedad**

Activos a todos los niveles en el seno de la comunidad de las enfermedades raras, después de haber sido **miembro del panel ciudadano de revisión de las leyes de bioéticas** en Francia, somos **representante de los pacientes** en el seno de la Red europea de Referencia-piel (**ERN-Skin**), y desde hace poco, miembro separado de la asociación " **Rare Diseases International** " (Enfermedades Raras Internacional).

También laboramos de modo directo por las enfermas cutis laxa, apoyándoles y ayuda en todos paso necesarios para hacer reconocer sus derechos.

Difundimos nuestras informaciones al número más grande por el rodeo de soportes medios de comunicación: página internet, página Facebook, medios de comunicación, conferencias, coloquios, congreso, etc...
Redactamos, traducimos (francés, inglés y español), editemos y difundamos todos nuestros documentos en el mundo entero: **newsletter bienal, folletos, plaquetas informativas ...**

¿Nuestras necesidades?

Acudimos a **su generosidad financiera**.

Acudimos a **su red**: buscamos a voluntarios, nuevos socios (ayuda al secretariado, la impresión de nuestros documentos, traducciones, objetos de comunicaciones, etc)

En 2016, nuestros gastos financieros se elevaron a más de 25 ' 000 €, entre los que estuvieron 20 ' 000 € para los Días Cutis Laxa. Para cubrir estos gastos, utilizamos la totalidad de nuestros fondos, atesorados sobre 5 años gracias a las cuotas de nuestros miembros y los dones de nuestros bienhechores.
Precisamos que el tiempo de voluntariado de los miembros activos no es cifrado.

Le necesitamos.

¡ Sosténganos, hable de nosotros, háganos saber!

Bibliography

Medical References

In France

CENTRE DE REFERENCE DES MALADIES GENETIQUES A EXPRESSION CUTANEE (MAGEC) Pr Christine BODEMER
AP-HP Hôpital Necker – Service de Dermatologie– 149 rue de Sèvres–75743 Paris Cédex 15

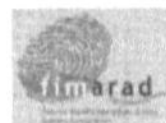

Filière Santé Maladies Rares Dermatologiques
Hôpital Universitaire Necker-Enfants Malades
Bâtiment KIRMISSON - 149 rue de Sèvres - 75015 Paris Cedex - https://fimarad.org/

In Europe

EUROPEAN REFERENCE NETWORK Pr Bert CALLEWAERT
Center for Medical Genetics – Ghent University Hospital –De Pintelaan 185 – B-9000 Gent

In the USA

UNIVERSITY OF PITTSBURGH (GSPH) Pr Zsolt URBAN PhD Associate Professor of Human Genetics
A218 Crabtree Hall, 130 DeSoto Street, Pittsburgh, PA 15261, USA http://cutislaxa.pitt.edu/index.php

CUTIS LAXA INTERNATIONALE is member and/or partner of :

RARE DISEASES INTERNATIONAL
Plateforme Maladies Rares
96 rue Didot
75014 Paris- France

EURORDIS
Plateforme Maladies Rares
96 rue Didot
75014 Paris- France

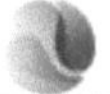

SOLHAND- Solidarité Handicap
4 rue des Grouettes - Apt 205
91240 Saint Michel sur Orge - France

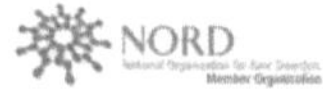

NORD
55Kenosia Avenue
P.O. Box 1968
CT 06813-1968 Danbury - USA

GENETICALLIANCE
4301 Connecticut Avenue NW - suite404
Washington DC 20008-2304 - USA

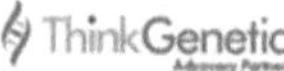

THINKGENETIC
1834 Mount Vernon St
VA 22980 - Waynesboro - USA

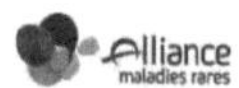

ALLIANCE MALADIES RARES
96 rue Didot - 75014 - Paris – France

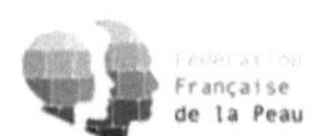

Fédération Française de la Peau
www.francepeau.org

Indice

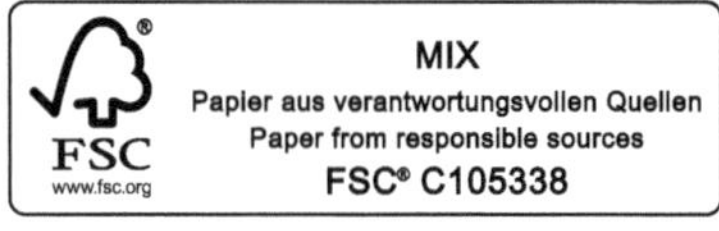

Printed by Books on Demand GmbH, Norderstedt / Germany